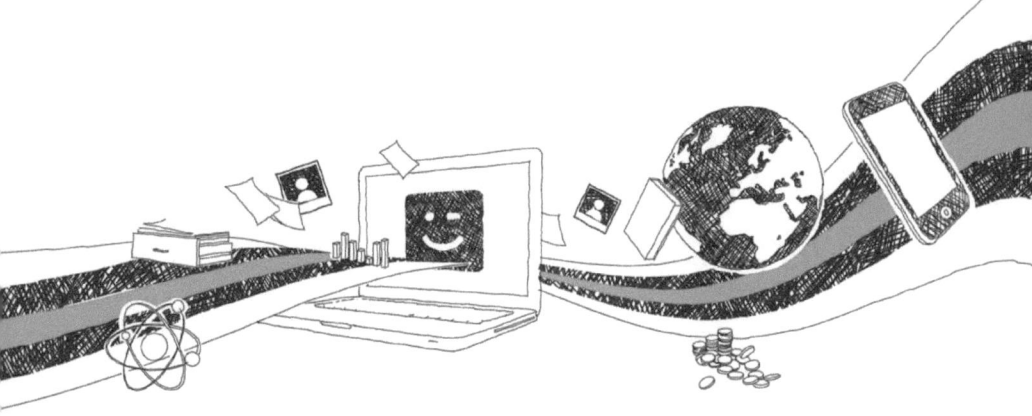
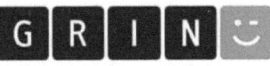

Martina Achterath

Was hat sich beim Wechsel von BAT zu TVöD geändert?

GRIN Verlag

Bibliografische Information der Deutschen Nationalbibliothek:

Die Deutsche Bibliothek verzeichnet diese Publikation in der Deutschen National-
bibliografie; detaillierte bibliografische Daten sind im Internet über http://dnb.d-
nb.de/ abrufbar.

Impressum:

Copyright © 2006 GRIN Verlag GmbH
Druck und Bindung: Books on Demand GmbH, Norderstedt Germany
ISBN: 978-3-638-91478-9

Dieses Buch bei GRIN:

http://www.grin.com/de/e-book/86044/was-hat-sich-beim-wechsel-von-bat-zu-tvoed-
geaendert

GRIN - Your knowledge has value

Der GRIN Verlag publiziert seit 1998 wissenschaftliche Arbeiten von Studenten, Hochschullehrern und anderen Akademikern als eBook und gedrucktes Buch. Die Verlagswebsite www.grin.com ist die ideale Plattform zur Veröffentlichung von Hausarbeiten, Abschlussarbeiten, wissenschaftlichen Aufsätzen, Dissertationen und Fachbüchern.

Besuchen Sie uns im Internet:

http://www.grin.com/

http://www.facebook.com/grincom

http://www.twitter.com/grin_com

Hochschule Niederrhein / Krefeld
FB 09 Gesundheitswesen

H a u s a r b e i t

Thema: **Was hat sich beim Wechsel von BAT zu TVöD geändert?**

Studiengang: Gesundheitswesen

Studienfach: Krankenhausmanagement (Wahlpflichtfach Katalog I.)
Sommersemester 2006

vorgelegt von: Martina Achterath
9. Semester

Krefeld, 29.09.2006

Abstract

In Zukunft wird der Erfolg einer Unternehmensstruktur davon abhängen, ob die vorhandenen Ressourcen effektiv und effizient genutzt werden. Dies gilt nicht nur für Wirtschaftunternehmen, sondern auch der öffentliche Dienst wird gezwungen, sich durch Modernisierung und Umstrukturierung wettbewerbsfähig am Markt zu positionieren. Ein großes noch nicht abgeschlossenes Reformprojekt ist die Überführung der veralteten Bundes-Angestelltentarifvertrag Strukturen und ihre mitgeltenden Tarifsysteme in ein flexibles, leistungsorientiertes Tarifsystem für den öffentlichen Dienst.

In den für alle Beschäftigten des Bundes, der Länder (ab 01. November 2006) und Kommunen neu entstandenen Tarifvertrag des öffentlichen Dienstes haben alle beteiligten Tarifpartner und ihre jeweiligen Vertretungsgremien ihre Anforderungen an das neue Tarifsystem eingebracht und zum 01. Oktober 2005 in Kraft gesetzt. In der nachfolgenden Arbeit wird der abgelöste BAT mit dem neu entstandenen TVöD verglichen und die Änderungen herausgearbeitet.

Inhaltsverzeichnis

Darstellungsverzeichnis

Abkürzungsverzeichnis

Abs.	Absatz
Abschn.	Abschnitt
allg.	allgemein
Art.	Artikel
ATV	Tarifvertrag Altersversorgung
ATV-K	Altersvorsorge-TV-Kommunal
AV	Arbeitsverhältnis
BAT	Bundes-Angestelltentarifvertrag
BMT-G	Bundesmanteltarifvertrag für Arbeiter/innen der Gemeinden
dtv	Deutscher Taschenbuch Verlag
EF	Entgeltfortzahlung
EU	Europäische Union
MT-Arb/-O	Manteltarifvertrag für Arbeiter/innen des Bundes und der Länder
ö.D.	öffentlicher Dienst
TdL	Tarifgemeinschaft deutscher Länder
TV	Tarifvertrag
TV ATZ	Tarifvertrag Altersteilzeit
TV-EU	Tarifvertrag Entgeltumwandlung
TV-L	Tarifvertrag für die Länder
TV-N	Tarifvertrag Nahverkehr
TVöD	Tarifvertrag für den öffentlichen Dienst
TV-V	Tarifvertrag Versorgungsbetriebe
TV-WW/NW	Tarifvertrag Wasserwirtschaft Nordrhein-Westfahlen
VKA	Vereinigung kommunaler Arbeitgeberverbände

1. Einleitung

Der seit dem 01.04.1961 bestehende Bundes-Angestelltentarifvertrag (BAT) hat im Laufe seiner Gültigkeit mannigfaltige Änderungen und Anpassungen erfahren. Dadurch ist er zunehmend unübersichtlicher und komplizierter geworden und konnte den Ansprüchen an ein modernes und effizientes Tarifsystem nicht mehr gerecht werden. Dies wurde sowohl von den Arbeitgebern und den Arbeitnehmern sowie ihren jeweiligen Vertretungsgremien erkannt und führte zu einer Prozessvereinbarung im Jahre 2003, in der gemeinsame Ziele für ein neues Tarifrecht im öffentlichen Dienst definiert wurden.

Ziele der Arbeitgeber:

- Kostenneutralität
- Flexibilisierung der Arbeitszeit
- Erhaltung und Stärkung der Wettbewerbsfähigkeit der öffentlichen Wirtschaft

Ziele der Arbeitnehmer:

- Tarifrecht attraktiver für die Beschäftigten gestalten

Gemeinsame Ziele:

- Stärkung der Effektivität und Effizienz des öffentlichen Dienstes
- Aufgaben- und Leistungsorientierung
- Kunden- und Marktorientierung
- Deregulierung
- Diskriminierungsfreiheit
- Lösung vom Beamtenrecht
- Einheitliches Tarifrecht

Dieser Prozess fand seinen Abschluss mit der „Vereinbarung von Potsdam" am 09. Februar 2005. Der Bund und die Vereinigung der kommunalen Arbeitgeberverbände einigten sich mit den Gewerkschaften über Grundzüge und Kernpunkte eines neuen Tarifvertrages für den öffentlichen Dienst (TVöD).

Dieser neue Tarifvertrag wurde zum 01.10.2005 in Kraft gesetzt und löst den Bundes-Angestelltentarifvertrag BAT, den MT-Arb/-O und den BMT-G ab. Die Bestimmungen zu

Entgelt- und Sonderzahlungen haben eine Laufzeit bis zum 31.12.2007. Im Übrigen gilt der TVöD bis zum frühesten Kündigungstermin 31.12.2009.[1]

Mit dem TVöD wurde ein funktionierender Flächentarifvertrag geschaffen, der aber erst das Prinzip eines Flächentarifvertrages erfüllte, als sich auch die Ländervertretungen mit dem Bund und den Arbeitnehmervertretungen einigten und am 01. November 2006 den TV-L dem TVöD anschlossen. Für verschiedene Berufsgruppen wie z.b. Unikliniken und Ärzten wurden jedoch noch gesonderte Regelungen vereinbart.[2]

Im Folgenden werden die Änderungen des Tarifrechtes nach Umstellung des BAT auf den TVöD durch Gegenüberstellung der jeweiligen Vertragsinhalte herausgearbeitet.

Darstellung 1: Paragraphengegenüberstellung

Allgemeiner Teil TVöD	§§ TvöD	§§ BAT	Änderungen:
2 Allgemeine Vorschriften:			
2.1 Geltungsbereich	1	1-3	➢ Status der Arbeitnehmer
			➢ Ausnahmeregelungen
2.2 Arbeitsvertrag	2	4-5	➢ Probezeit
			➢ Nebenabreden
2.3 Arbeitsbedingungen	3	6-14	➢ Geheimhaltungsklausel
			➢ Vergünstigungen
			➢ Nebentätigkeiten
			➢ ärztliche Bescheinigung
			➢ Einsicht in Personalakte
2.4 Personalgestellung	4	12	➢ Abordnung
			➢ Versetzung
			➢ Zuweisung
2.5 Qualifizierung	5	--	➢ Erhaltungsqualifizierung
			➢ Fort- und Weiterbildung
			➢ Mitarbeitergespräch
3 Arbeitszeit:			
3.1 Regelmäßige Arbeitszeit	6	15	➢ Bund-39 Std., VKA-38,5(W) 40(O)
			➢ Jahresarbeitszeitkonto

---

[1] (Gem. TVöD, Stand: 01.November 2005; dtv; S. IX, X, 34, 35)
[2] (Vgl. www.tvoed-office.de/SID106.dfR1OkS-CAo/newsPrint , Stand: 19.07.2006; Haufe Mediengruppe)

Quelle: eigene Darstellung

2 Allgemeine Vorschriften

2.1 Geltungsbereich

Im § 1 des TVöD ist niedergelegt, dass nicht mehr zwischen Arbeitern und Angestellten unterschieden wird. Alle Arbeitnehmer bei Bund und Kommunen, die Mitglied in einem kommunalen Arbeitgeberverband sind, werden unter dem Begriff „Beschäftigte" zusammengefasst. Somit wird ein einheitliches Tarifrecht für Arbeiter und Angestellte geschaffen, das eine Vergütungsangleichung Ost - West bis 2009 beinhaltet. Der TVöD enthält eine Liste der Beschäftigten, die aus dem Geltungsbereich ausgenommen sind (z. B.: TV-V ; TV-WW/NW ; TV-N).

2.2 Arbeitsvertrag

Eine generelle Probezeit von 6 Monaten ist im § 2 des TVöD für alle Arbeitsverhältnisse festgelegt. Eine arbeitsvertragliche Ausnahme wie die Verkürzung der Probezeit bei Anschlussverträgen nach der Ausbildung ist möglich. Ein Verzicht auf die Probezeit wie im § 5 BAT ist nur noch bei Übernahme nach einer Ausbildung möglich.

2.3 Arbeitsbedingungen

Das im BAT im § 6 niedergelegte Gelöbnis ist im TVöD nicht mehr enthalten. Die generelle Einstellungsuntersuchung wird in eine Kann – Bestimmung bei besonderer Veranlassung umgewandelt. Geheimhaltungsbestimmungen werden generalisiert.

Einschränkungen wie in § 9 BAT entfallen.

Bei der Regelung von Nebentätigkeiten gegen Entgelt ist die Liste des BAT abgeschafft und durch die generelle schriftliche Anzeigepflicht des Arbeitnehmers ersetzt worden, wobei die Erlaubnis zur Aufnahme der Nebentätigkeit allein beim Arbeitgeber liegt.

Bei der Einsicht des Arbeitnehmers in seine Personalakte sieht der BAT die Möglichkeit einer Ablehnung eines Bevollmächtigten des Arbeitnehmers aus dienstlichen oder betrieblichen Gründen vor. Diese Einschränkung ist im TVöD nicht mehr enthalten.

2.4 Personalgestellung

Die Zuweisungsmöglichkeiten wurden um die Zuweisung an einen Dritten (im In – u. Ausland) erweitert. Die Arbeitsbedingungen werden zwischen dem Arbeitgeber und dem Dritten vertraglich geregelt. Der Passus „keine Abordnung oder Versetzung während der Probezeit"[3] entfällt.

---

[3] (gem. BAT §12 Art.3; Stand:1. Januar2006; dtv; S. 9)

2.5 Qualifizierung

Weiterbildung und Qualifizierung der Arbeitnehmer ist im BAT nicht explizit geregelt. Der TVöD beschreibt im § 5 umfangreiche Qualifizierungsmaßnahmen, da eine Erhöhung von Effizienz und Effektivität des öffentlichen Dienstes als vorrangiges Ziel definiert wird. Ebenfalls Bestandteil ist der Anspruch der Beschäftigten auf regelmäßige Mitarbeitergespräche mit ihren jeweiligen Führungskräften zur Feststellung von Qualifizierungsbedarf.

3. Arbeitszeit

3.1 Regelmäßige Arbeitszeit

Die Regelungen zur Arbeitszeit werden im TVöD im Vergleich zum BAT deutlich zusammengefasst und weniger Ausnahmemöglichkeiten festgeschrieben. Die Begriffe Arbeitszeitkorridor, Rahmenzeit, Jahresarbeitszeitkonten werden eingeführt. Dadurch wird dem Arbeitgeber die Möglichkeit eröffnet, bei der Arbeitsplanung mit minimalem Aufwand an Überstunden flexibel auf die Anforderungen einzugehen. Die Feiertage werden bis auf den 24.12., 31.12. und die gesetzlichen Feiertage (regional unterschiedlich) gestrichen.

3.2 Sonderformen der Arbeit, Bereitschaftszeiten

Im § 7 TVöD sind als Sonderformen der Arbeit Wechselschichtarbeit, Schichtarbeit, Bereitschaftsdienste, Rufbereitschaft, Nachtarbeit sowie Mehrarbeit und Überstunden beschrieben. Für diese Fälle werden im § 8 Zeitzuschläge in verschiedenen Höhen dem jeweiligen Arbeitszeitkonto des Beschäftigten gutgeschrieben.

Für die Bereitschaftszeiten gelten die Einschränkungen nach § 9 TVöD, wie z.B. „Bereitschaftszeiten werden zur Hälfte als tarifliche Arbeitszeit gewertet (faktorisiert)"[4].

Die Schicht-, Wechselschicht-, Bereitschaftsdienst-, Rufbereitschafts- und Überstundenregelungen sind im BAT im § 15 (regelmäßige Arbeitszeit) beschrieben, die Zuschläge regeln sich nach § 33 a) und § 35, in denen verschiedene Zeitzuschläge und Überstundenvergütungen explizit aufgeführt sind. Diese Sonderzulagen, Wechselschicht- und Schichtzulagen, Überstundenvergütungen und die jeweils geltenden Vergütungstarifverträge für die verschiedenen Vergütungsgruppen des BAT, sowie die Bezahlung der Pausen bei Wechselschicht, der Zeitzuschlag bei Samstags- und Nachtarbeit sind in den TVöD nicht übernommen worden.

3.3 Arbeitszeitkonto

Im § 10 des TVöD wird der Begriff Arbeitszeitkonto beschrieben, auf dem der Beschäftigte Arbeitszeiten nach bestimmten Vorgaben buchen kann. Das Arbeitszeitkonto ist durch

---

[4] (gem. TVöD, § 9 Abs. a); Stand: 01.November 2005; dtv; S. 11)

Dienst- oder Betriebsvereinbarungen geregelt und wird bei der Vereinbarung von Arbeitzeit-korridoren[5] oder einer Rahmenzeit[6] zwingend eingerichtet.

Der BAT beinhaltet keine Arbeitszeitkontenregelung.

3.4 Teilzeitbeschäftigung

Im Vergleich des BAT mit dem TVöD sind in Bezug auf die Teilzeitbeschäftigungen keine Änderungen vorgenommen worden.

4. Eingruppierung Entgelt

4.1 Eingruppierung

Die Eingruppierung der Angestellten wird im BAT im §§ 22, 23 a) und b) beschrieben. Sie orientiert sich an den Tätigkeitsmerkmalen einer Vergütungsgruppe. Die Vergütungsordnung Anl. 1 a) und 1 b) sind im Eingruppierungsrecht öffentlicher Dienst festgelegt.[7]

Dieses Verfahren der Eingruppierung mit den bisherigen Lebensalters und Lohnstufen sowie den familienbezogenen Entgeltbestandteilen wird im TVöD auf ein leistungsorientiertes Entgeltstufenmodell umgestellt. Bewährungs-, Zeit- und Tätigkeitsaufstiege entfallen und werden durch leistungsabhängige Stufenaufstiege ersetzt. Das neue Entgeltsystem beinhaltet eine Besonderheit, nämlich *das Prinzip der Wippe*, das die Anfangsgehälter von jüngeren Beschäftigten höher ansetzt, um es dann dafür weniger stark ansteigen zu lassen. Dies soll die Chancen des öffentlichen Dienstes im Wettbewerb um qualifizierte Nachwuchskräfte verbessern.

4.2 Ausübung einer höherwertigen Tätigkeit

Die im § 24 BAT genannte „Vorübergehende Ausübung einer höherwertigen Tätigkeit" regelt die Zulagen bei vorübergehender Vertretung und muss mindestens ein Zeitfenster von einem Monat betragen. Die Berechnung der Zulage erfolgt nach der Differenz der Vergütung, die der Angestellte bezieht, und der Vergütung der höherwertigen Tätigkeit.

Dieses generelle Vorgehen bei der Ausübung einer höherwertigen Tätigkeit wird im § 14 Abs. 2 TVöD konkretisiert. Die Zulage wird bereits nach einer Dauer von drei Arbeitstagen der übertragenen höherwertigen Tätigkeit gezahlt, und die in Frage kommenden Tätigkeiten werden in einem Katalog aufgeführt. Für die Entgeltgruppen 1 bis 8 beträgt die Zulage 4,5% des individuellen Tabellenentgeltes des Beschäftigten.

---

[5] (gem. TVöD, § 6 Abs. 6; Stand: 01.November 2005; dtv; S. 8)
[6] (gem. TVöD, § 6 Abs. 7; Stand: 01.November 2005; dtv; S. 8)
[7] (Vgl. Eingruppierungsrecht öffentlicher Dienst; Stand: 2006; dtv 5769)

4.3 Tabellenentgelt

Die Höhe des Tabellenentgeltes ergibt sich aus der Zuordnung eines Beschäftigten zu einer der insgesamt 15 Entgeltgruppen. Anhand seiner Qualifikationsmerkmale (Schulabschluss, Ausbildung usw.) wird er bei Einstellung in Stufe 1 der jeweiligen Entgeltgruppe eingruppiert. Das Erreichen nächstfolgender Stufen ist abhängig von der Leistung (ab Stufe 3) und der Stufenlaufzeit.

4.4 Stufen Entgelttabelle (Bund und VKA)

Darst. 2: Entgelttabelle TVöD (Bund / Tarifgebiet West)

Tabelle TVöD / Bund
(Tarifgebiet West)

Entgelt-gruppe	Grundentgelt		Entwicklungsstufen			
	Stufe 1	Stufe 2	Stufe 3	Stufe 4	Stufe 5	Stufe 6
15 Ü	4.275	4.750	5.200	5.500	5.570	
15	3.384	3.760	3.900	4.400	4.780	
14	3.060	3.400	3.600	3.900	4.360	
13	2.817	3.130	3.300	3.630	4.090	
12	2.520	2.800	3.200	3.550	4.000	
11	2.430	2.700	2.900	3.200	3.635	
10	2.340	2.600	2.800	3.000	3.380	
9	2.061	2.290	2.410	2.730	2.980	
8	1.926	2.140	2.240	2.330	2.430	2.493
7	1.800	2.000	2.130	2.230	2.305	2.375
6	1.764	1.960	2.060	2.155	2.220	2.285
5	1.688	1.875	1.970	2.065	2.135	2.185
4	1.602	1.780	1.900	1.970	2.040	2.081
3	1.575	1.750	1.800	1.880	1.940	1.995
2 Ü	1.503	1.670	1.730	1.810	1.865	1.906
2	1.449	1.610	1.660	1.710	1.820	1.935
1		1.286	1.310	1.340	1.368	1.440

Quelle:
http://www.bmi.bund.de/cln_028/Internet/Content/Common/Anlagen/Themen/Oeffentlicher__Dienst/DatenundFakten/TVoeD/Entgelttabelle__Tarifgebiet__West,templateId=raw,property=publicationFile.pdf/Entgelttabelle_Tarifgebiet_West.pdf

Darst. 3: Entgelttabelle TVöD (Bund / Tarifgebiet Ost)

Entgelt-gruppe	Grundentgelt		Entwicklungsstufen			
	Stufe 1	Stufe 2	Stufe 3	Stufe 4	Stufe 5	Stufe 6
15 Ü	3.954	4.394	4.810	5.088	5.152	
15	3.130	3.478	3.608	4.070	4.422	
14	2.831	3.145	3.330	3.608	4.033	
13	2.606	2.895	3.053	3.358	3.783	
12	2.331	2.590	2.960	3.284	3.700	
11	2.248	2.498	2.683	2.960	3.362	
10	2.165	2.405	2.590	2.775	3.127	
9	1.906	2.118	2.229	2.525	2.757	
8	1.782	1.980	2.072	2.155	2.248	2.306
7	1.665	1.850	1.970	2.063	2.132	2.197
6	1.632	1.813	1.906	1.993	2.054	2.114
5	1.561	1.734	1.822	1.910	1.975	2.021
4	1.482	1.647	1.758	1.822	1.887	1.925
3	1.457	1.619	1.665	1.739	1.795	1.845
2 Ü	1.390	1.545	1.600	1.674	1.725	1.763
2	1.340	1.489	1.536	1.582	1.684	1.790
1		1.190	1.212	1.240	1.265	1.332

Tabelle TVöD / Bund (Tarifgebiet Ost)

Quelle:
http://www.bmi.bund.de/cln_028/Internet/Content/Common/Anlagen/Themen/Oeffentli-cher__Dienst/DatenundFakten/TVoeD/Entgelttabelle__Tarifgebiet__Ost,templateId=raw,property=publicationFile.pd f/ Entgelttabelle_Tarifgebiet_Ost.pdf

Wie auch bei den Stufen der Entgelttabelle für den Bund gilt auch bei den Stufenentgelttabellen VKA Leistung, Berufserfahrung und Qualifikation, als Hauptkriterium für die Eingruppierung der Beschäftigten in die jeweilige Entgeltstufe. Zusätzlich wird die Möglichkeit der Stufenlaufzeitverkürzung bei besonderer Leistung in Aussicht gestellt.[8]

Der BAT bietet in seinen starren Entgeltregelungen mit Bewährungs-, Zeit- und Fallgruppenaufstiegen wenig Raum für leistungsorientierte Bezahlung der Mitarbeiter/innen im öffentlichen Dienst.

4.5 Allg. Regelungen zu den Stufen

Da der BAT kein Stufenmodell beinhaltet, ist an dieser Stelle ein Vergleich mit den Vergütungsregelungen entsprechend des TVöD Entgeltes nicht möglich.

4.6 Leistungsentgelt (Bund und VKA)

Entgegen dem BAT, der eine leistungsbezogene Komponente in der Vergütung der Arbeitnehmer nicht explizit beschreibt, haben sowohl der Bund als auch die VKA die leistungsorientierte Bezahlung als wichtiges Instrument zur Stärkung von Motivation, Eigenverantwor-

---

[8] Siehe TVöD § 16 (Bund und VKA)

tung und Führungskompetenz in den TVöD integriert. Ausgehend von einer Zielgröße von 8% erfolgt der Einstieg im Jahre 2007 in Höhe von 1% der Arbeitnehmer-Entgeltsumme, bezogen auf das Vorjahr. Diese Leistungszulagen und Leistungsprämien werden u.a. durch auslaufende Besitzstände finanziert.

Im § 18 TVöD (Bund und VKA) werden die Bewertung von Leistungen, das Erreichen von Zielvereinbarungen und das Controlling als Bewertungsgrundlagen für die Zahlung von Leistungs- und Erfolgsprämien sowie Leistungszulagen zugrundegelegt.

4.7 Erschwerniszuschläge

Für die Erschwerniszuschläge gilt im TVöD die Definition, dass die Erschwernisse nicht mit dem Berufs- oder Tätigkeitsbild verbunden sein dürfen. Die außergewöhnlichen Erschwernisse sind in § 19 Abs. 2 a) bis e) konkret aufgeführt und auf 5 - 15 % festgelegt. Im Bereich der VKA werden sie landesbezirklich für den Bund durch einen Tarifvertrag auf Bundesebene vereinbart.

Der BAT weist ebenfalls im § 33 Erschwerniszuschläge aus, wobei keine prozentuale Festlegung getroffen wird und die Voraussetzungen für die Zahlung dieser Zuschläge zwischen dem Bund, der TdL, der VKA und den vertragschließenden Gewerkschaften jeweils gesondert vereinbart wird.

4.8 Jahressonderzahlungen / Einmalzahlungen

Beginnend mit dem Jahre 2007 bemisst sich die von diesem Jahr an dynamische Jahressonderzahlung nach folgender Regelung:

Entgeltgruppen 1 bis 8   90%

Entgeltgruppen 9 bis 12   80%

Entgeltgruppen 13 bis 15   60%

des Beschäftigten in den Kalendermonaten Juli, August und September durchschnittlich gezahlten monatlichen Entgelts (Tarifgebiet West). Im Tarifgebiet Ost beträgt die Jahressonderzahlung 75% der jeweiligen Jahressonderzahlung im Tarifgebiet West.

Als mitgeltende Tarifverträge im BAT wurden der Tarifvertrag über eine Zuwendung für Angestellte und der Tarifvertrag über ein Urlaubsgeld für Angestellte im Jahre 2003 gekündigt und sind bisher nicht durch andere Abmachungen ersetzt worden. Zahlungen werden einzelvertraglich vereinbart oder an den Zuwendungen der Beamten im jeweiligen Land orientiert. Im Übrigen gelten die o.g. Tarifverträge in ihrer Fassung bis 2003 weiter. Dort beträgt die Zuwendung 100% bezogen auf die Monatsvergütung in den alten bzw. 75% in den neuen Bundesländern. Der Bemessungssatz für die Zuwendung wurde im Jahr 2005 auf 82,14 %

West und 61,6 % Ost abgesenkt. Das Urlaubsgeld für Angestellte beträgt grundsätzlich 255,65 € p.a.

Der TVöD fasst ab dem Jahre 2007 die Zuwendung und das Urlaubsgeld zur Jahressonderzahlung zusammen. Zusätzlich zu den Jahressonderzahlungen erhalten die Beschäftigten in den Jahren 2005, 2006 und 2007 Einmalzahlungen in Höhe von jeweils 300,00 € (West), im Bereich der neuen Bundesländer erfolgt eine Anpassung von 1,5% an das Tarifniveau West.

4.9 Bemessungsgrundlage

Der TVöD sieht als Bemessungsgrundlage für die Entgeltfortzahlung grundsätzlich die Tabellenentgelte plus dem Durchschnitt der auf Basis der letzten drei vorhergehenden Kalendermonate berechneten Entgeltbestandteile vor. Überstunden, Leistungsentgelte und Jahressonder-zahlungen sind ausgenommen. Entgeltfortzahlung wird z.b. gewährt bei Nichterfolgen der Freistellung des/der Beschäftigten am 24. und 31. Dezember aufgrund von betrieblichen/ dienstlichen Verhältnissen.

Entgeltfortzahlung erfolgt laut BAT in Höhe der Vergütung, dies bedeutet, dass alle Zulagen bezogen auf die letzten drei Tätigkeitsmonate gewährt werden.

4.10 Entgelt im Krankheitsfall

Laut § 22 TVöD wird den Beschäftigten bei unverschuldeter Arbeitsunfähigkeit das Entgelt für die Dauer von 6 Wochen weitergezahlt. Ein zusätzlicher Krankengeldzuschuss in Höhe des Unterschiedsbetrages zwischen den tatsächlichen Barleistungen des Sozialversicherungsträgers und dem Nettourlaubsgeld wird gestaffelt nach Beschäftigungszeit bis maximal der 39 Woche seit Beginn der Arbeitsunfähigkeit gezahlt.

Für Beschäftigte, die unter § 37 BAT fielen, bleibt die bisherige Regelung erhalten und der Krankengeldzuschuss errechnet sich aus der Differenz zwischen Nettourlaubsentgelt und Bruttokrankengeld und wird für längstens 26 Wochen gezahlt.

Der § 71 BAT entfällt.

4.11 Besondere Zahlungen

Im TVöD sind die verschiedenartigen Zuschläge des BAT, die Orts- und Sozialzuschläge, die allgemeinen Zulagen, die kinderbezogenen Anteile im Ortszuschlag (für bis zum 31. Dezember 2005 geborene Kinder gilt Besitzstandswahrung) sowie Bewährungstätigkeits- und Zeitaufstiege entfallen. Sie wurden durch variable, leistungsorientierte Entgeltbestandteile und Stufenaufstiege nach Berufserfahrung und Leistung ersetzt. Umzugskostenvergütung, Trennungsentschädigung, besondere Entschädigung bei Dienstreisen an Sonn- und Feiertagen, Beihilfen bei Geburts-, Krankheits- und Todesfällen entfallen im TVöD.

Auch im Geltungsbereich des TVöD haben die Beschäftigten einen Anspruch auf vermögenswirksame Leistungen in gleicher Höhe wie im BAT, allerdings handelt es sich nicht mehr um ein zusatzversorgungspflichtiges Entgelt.

Die im BAT vorgesehenen Jubiläumszuwendungen von 306,78 € nach 25 Dienstjahren, 409,09 € nach 40 Dienstjahren bzw. 522,29 € nach 50 Dienstjahren ändern sich beim TVöD auf 350,00 € nach 25 Jahren bzw. 500,00 € nach 40 Jahren Beschäftigungszeit. Die Jubiläumszuwendung nach 50 Dienstjahren entfällt.

Die Sterbegeldregelung wird im TVöD laut § 23 gegenüber dem BAT laut § 41 deutlich gestrafft. Nicht mehr zuwendungsberechtigt sind Verwandte der aufsteigenden Linie wie z.b. Geschwister und deren Nachkommen und Personen, welche die Kosten der letzten Krankheit oder Bestattung getragen haben. Allerdings werden im TVöD Lebenspartner im Sinne des Lebenspartnerschaftsgesetztes den Ehegatten gleichgestellt. Als Bemessungsgrundlage des Sterbegeldes gilt nicht mehr die Vergütung nach § 26 BAT, sondern das jeweilige Tabellenentgelt (TVöD) des Beschäftigten für die Dauer von zwei Monaten plus der Resttage des Sterbemonats.

4.12. Berechnung und Auszahlung des Entgeltes

Im TVöD ist der Bemessungszeitraum für alle Entgeltbestandteile der Kalendermonat mit der Auszahlung am letzten Tag des Monats (Zahltag) auf ein von dem/der Beschäftigten benanntes Konto innerhalb eines Mitgliedstaates der EU.[9] Entgeltbestandteile, die nicht in Monatbeträgen festgesetzt sind, werden am darauf folgenden Monat rückwirkend gezahlt.

Tarifvertragliche Sonderregelungen sind möglich wie z.B. für Teilzeitbeschäftigte.

Diese Regelung ist im BAT wie folgt festgelegt: *„Die Bezüge sind für den Kalendermonat zu berechnen und am letzten Tag eines jeden Monats (Zahltag) für den laufenden Monat auf ein Girokonto im Inland zu zahlen."*[10] Eine Vorschussrichtlinie nach BAT ist im TVöD nicht enthalten.

---

[9] (gem. TVöD § 24; Stand: 01. November 2005; dtv; S. 25, 26)
[10] (gem. BAT § 36; Stand: 01. Januar 2006; dtv; S.35)

4.13 Betriebliche Altersversorgung

Im BAT besteht seit dem 01. März 2002 ein sogenanntes „Punktemodell", das durch den Tarifvertrag über die betriebliche Altersversorgung der Beschäftigten des ö. D. geregelt wird. Dieser TV gilt auch für die betriebliche Altersversorgung im TVöD nach § 25 (ATV bzw. ATV-K in der jeweils gültigen Fassung)

5. Urlaub und Arbeitsbefreiung

5.1 Erholungsurlaub

Der Erholungsurlaub regelt sich für alle Beschäftigten im TVöD § 26 nach Lebensalter (Fünftagewoche). Bis zum vollendeten 30. Lebensjahr werden 26 Arbeitstage, bis zum vollendeten 40. Lebensjahr 29 und nach dem vollendeten 40. Lebensjahr 30 Arbeitstage gewährt. Bei Teilzeitarbeit verringert sich der Anspruch entsprechend.

Die Bemessung des Erholungsurlaubes erfolgt im BAT über das Lebensjahr, das im Laufe des Urlaubsjahres vollendet wird, und zusätzlich dazu über die Vergütungsgruppe. Eine Unterscheidung der Urlaubslänge durch Eingruppierung in eine Vergütungsgruppe ist im TVöD nicht mehr vorgesehen.

5.2 Zusatzurlaub

Beschäftigte, die Wechselschichtarbeit oder Schichtarbeit leisten, erhalten Zusatzurlaub nach § 27 TVöD, bei Wechselschicht für je zwei zusammenhängende Monate, bei Schichtarbeit für je vier zusammenhängende Monate einen Arbeitstag.

Der BAT regelt den Zusatzurlaub über Arbeitsstunden (Nachtschicht) bzw. bei Fünftage- oder Sechstagewoche unterschiedlich nach Arbeitstagen im Schichtbetrieb.[11] Die umfangreiche Liste des BAT wird von der gestrafften Regelung des TVöD abgelöst.

Ein Sonderurlaub bei Vorliegen eines wichtigen Grundes ist im TVöD nur noch unter Verzicht auf die Fortzahlung des Entgeltes möglich. Eine zeitliche Begrenzung, wie im BAT (bis zu fünf Jahren) ist im TVöD nicht enthalten.

5.4 Arbeitsbefreiung

Die Liste aus § 52 BAT zur Arbeitsbefreiung unter Fortzahlung der Bezüge hat sich im TVöD nur in einzelnen Punkten verändert. In den Punkten a) und b) sind die Lebenspartner/innen im Sinne des Lebenspartnerschaftsgesetzes mit einbezogen worden. Die Arbeitsbefreiung bei 50-jährigem Arbeitsjubiläum entfällt.

---

[11] (gem. Tabelle BAT § 48 a) Teil B; Stand: 01. Januar 2006; dtv; S. 49)

6. Befristung und Beendigung

6.1 Befristete Arbeitsverträge

Für die Regelungen der befristeten Arbeitsverträge, wie sie im § 30 TVöD beschrieben sind, ist im BAT kein vergleichbarer Paragraph niedergelegt.

6.2 Führung auf Probe/Zeit

Im TVöD wurden die Führung auf Probe und die Führung auf Zeit neu geschaffen. Sie sind in den §§ 31 und 32 geregelt und erlauben eine Gesamtdauer bis zu zwei Jahren (Probe) bzw. vier Jahren (Zeit). Hier haben die Tarifvertragsparteien mit dem Ziel der Erprobung eine Möglichkeit geschaffen, Beschäftigte ab der Entgeltgruppe 10 auf Führungsaufgaben vorzubereiten, an Führungspositionen mit Weisungsbefugnis heranzuführen und ihre Eignung vor einer Höhergruppierung abzuprüfen.

6.3 Beendigung des AV ohne Kündigung

Die in den §§ 58-60 BAT beschriebenen Beendigungen der Arbeitsverhältnisse werden im TVöD in dem § 33 zusammengefasst. Wesentliche Änderungen sind die *Rente auf Zeit*[12] und die im BAT vorgesehene ausnahmsweise Weiterbeschäftigung nach Vollendung des 65. Lebensjahres. Diese Regelung ist im TVöD nicht mehr auf drei Jahre begrenzt. Zur Einstellung von Angestellten nach Vollendung des 65. Lebensjahres werden im TVöD keine Angaben mehr gemacht.

6.4 Kündigung des AV

Die Kündigung von Arbeitsverhältnissen nach dem BAT umfasst die §§ 53-57 und unterscheidet zwischen einer ordentlichen Kündigung, in der die Kündigungsfristen bezogen auf die Beschäftigungszeit beschrieben sind, und der außerordentlichen Kündigung bei vorliegenden wichtigen Gründen mit einer Frist von zwei Wochen. Die Unkündbarkeit des Angestellten ist im § 55 BAT umfassend dargelegt. Alle Kündigungen bedürfen der Schriftform.
Der TVöD fasst alle Kündigungsmodalitäten in einem Paragraphen (§ 34) zusammen. Eine wesentliche Änderung ist der Wegfall der *„Unkündbarkeit"* (Besitzstandswahrung für Beschäftigte, die nach einer Tarifregelung, die bis zum 30. September 2005 galt, unkündbar waren), die in einer Kündigung durch den Arbeitgeber aus wichtigem Grund umgewandelt wird.

---

[12] (gem. TVöD § 33 Abs. 2; Stand: 01. November 2005; dtv; S. 32)

6.5 Zeugnis

Die im BAT § 61 niedergelegte Kann–Bestimmung zu Angaben bzgl. Führung und Leistung des Angestellten wird im § 35 TVöD zu einer Muss–Bestimmung für die Zeugnisse aller Beschäftigten umformuliert. Die Form des vorläufigen Zeugnisses entfällt.

7. In-Kraft-Treten und Laufzeit

Mit dem In-Kraft-Treten des TVöD am 01. Oktober 2005 werden über 100 Tarifverträge sofort oder nach einer Übergangsphase aufgehoben, d.h. der TVöD ist ein „ersetzender" Tarifvertrag. Neben ihm gelten folgende wichtige Tarifverträge weiter:

Die Zusatzversorgung (ATV-K); die Altersteilzeit (TV ATZ); die Entgeltumwandlung (TV-EU) und der Rationalisierungsschutz drei Monaten zum Schluss eines Kalenderhalbjahres schriftlich gekündigt werden, frühestens jedoch zum 31. Dezember 2009.

8. Fazit

Mit dem In-Kraft-Setzen des TVöD hat der ö.D. zukunftsweisende Reformziele umgesetzt, die am 09. Februar 2005 in Potsdam definiert wurden. Er hat ein einheitliches Tarifrecht für alle Beschäftigten des ö.D. geschaffen. Dies führt zu Abbau der Regelungsdichte, denn über 100 Tarifverträge werden sofort oder nach einer Übergangsphase aufgehoben und durch den TVöD ersetzt.

Die verkrusteten Strukturen des BAT werden zur Stärkung der Wettbewerbsfähigkeit des öffentlichen Dienstes durch Leistungsorientierung und Arbeitsflexibilisierung als Hauptbestandteile des neuen TVöD abgelöst. Die Leistungsorientierung zeigt sich in der Abkehr vom Alimentationsprinzip und der Loslösung vom Beamtenrecht, der Deregulierung, sowie dem Wegfall der familienbezogenen Entgeltbestandteile wie z.B. dem Ortszuschlag. Die Aufgaben – und Leistungsorientierung, die leistungsbezogenen Zulagen, Prämien und Stufenaufstiege, die zum Teil kostenneutral durch den Wegfall von Bewährungs-, Zeit- und Tätigkeitsaufstiegen finanziert werden, führen zu höherer Motivation der Beschäftigten. Die Arbeitszeitflexibilisierung mindert Lohnkosten für Mehrarbeit durch die Einrichtung von Jahresarbeitszeitkonten, Arbeitszeitkorridoren und Rahmenzeit. Die Stufenentgeltordnung ermöglicht die variable Eingruppierung nach Qualifikation und Leistung. Die Qualifizierung der Mitarbeiter und die turnusmäßige Feststellung von Qualifizierungsbedarf wird im TVöD als zentrales Instrument zur Weiterentwicklung und Förderung der Beschäftigten implementiert. Bis auf die der Besitzstandswahrung unterliegenden Beschäftigungsverhältnisse wird die im BAT verankerte Unkündbarkeit aufgehoben.

Der zunehmend kompliziert handhabbare BAT mit seiner unübersichtlichen Menge von komplexen Einzelregelungen ist durch ein transparentes, leistungsgerechtes, einheitliches Tarifsystem, dem TVöD, ersetzt worden. Da dieser Tarifvertrag aber noch nicht optimal allen Berufsgruppen und ihren spezifischen Anforderungen gerecht wird, ist weiterer Anpassungsbedarf vorhanden.

Literaturverzeichnis

Beck, C. H. (Hrsg.)   **BAT: Tarifrecht West / Ost öffentlicher Dienst Bundesländer**, 1. Auflage 2006, Deutscher Taschenbuch Verlag, München 2006, ISBN 3-423-05770-x

Beck, C. H. (Hrsg.)   **TVöD – TVÜ: Tarifrecht öffentlicher Dienst Bund und Kommunen**, 1. Auflage 2006, Deutscher Taschenbuch Verlag, München 2006, ISBN 3-423-05768-8

BIB e.V. (Hrsg.)   Berufsverband Information Bibliothek e.v., **Einigung der Tarifvertragsparteien des TVöD über eine umfassende Neugestaltung des Tarifrechts für den öffentlichen Dienst**, www.bib-info.de/komm/keb/TVoeD/BMI_Einigung_der_Tarifparteien. pdf#search=%22Einigung%20der%20Tarifvertragsparteien %20des%20TV%C3%B6D%22, Reutlingen 26.09.06

Litschen, Kai   **Das neue Tarifrecht für den öffentlichen Dienst** und **Das neue Tarifrecht – Allgemeine Fragen**, Fortbildungsveranstaltung der Haufe Akademie vom 29. August 2005, Rudolf Haufe Verlag, Freiburg 2005

Nospers, Richard   Kommunaler Arbeitgeberverband Saar e.V., **TVöD – die wichtigsten Ziele der Reform**, Fortbildungsveranstaltung vom 23. Juni 2005, Saarbrücken 2005

Rossig, W.; Prätsch, J.   **Wissenschaftliches Arbeiten – Leitfaden für Haus- und Seminararbeit**, 5. erweiterte Auflage 2005, Print-Tec Druck und Verlag, Hamburg 2005, ISBN 3-9809947-0-8